AF384480

TRAITÉ

DES

AVANTAGES

DE

L'ÉQUITATION.

FÉLIX MALTESTE ET Cⁱᵉ, IMPRIMEURS-LIBRAIRES,
RUE DES DEUX-PORTES-SAINT-SAUVEUR, 18.

TRAITÉ

DES AVANTAGES

DE

L'ÉQUITATION,

CONSIDÉRÉE

Dans ses rapports avec la Médecine,

PAR

LE Dⁿ FITZ-PATRICK,

Ex-aide-major de la garde-municipale de Paris et du 6ᵉ régiment de hussards, ancien médecin-major dans la cavalerie polonaise, ex-médecin en chef de la légion étrangère de Belgique, chevalier de la Croix-d'Or de Pologne, fondateur du manège hygiénique pour le traitement des convalescens, des maladies chroniques et des affections nerveuses, etc., etc.

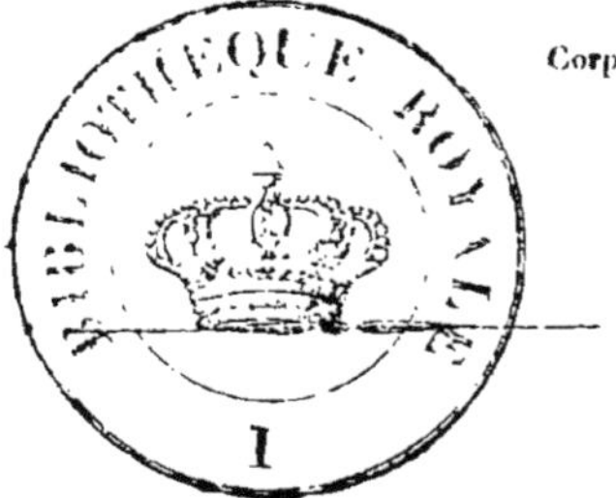

Corpus firmat equitatio.

ANTYLLUS.

PARIS.

Chez
{
l'AUTEUR, avenue de Neuilly, n. 9 Champs-Élysées.
J.-B. BAILLIÈRE, Libraire de l'Académie royale de médecine et du Collége royal des chirurgiens de Londres, rue de l'École-de-Médecine, n. 13 *bis*.
}

1838.

I

AVANT-PROPOS.

On a toujours reconnu que l'exercice du corps était le moyen le plus sûr et le plus efficace pour conserver la santé, ou pour la rétablir, lorsqu'elle se trouve altérée et dérangée. Il est de fait que les personnes qui passent leur vie dans la mollesse et sans faire jamais aucun exercice ne jouissent jamais d'une bonne santé, et qu'elles sont sujettes à une infinité de maladies ; leurs fibres sont faibles et relâchées, leurs organes s'engourdissent et deviennent paresseux. Elles commencent à perdre l'appétit parce que les digestions se font mal ; leur corps grossit et se charge d'un embonpoint incommode, et elles sont bientôt dans l'incapacité de vaquer à rien.

L'exercice, au contraire, augmente les forces ; la circulation du sang et de toutes les humeurs se fait mieux et avec plus d'uniformité ; les fibres prennent plus de vigueur et plus d'élasticité ; toutes les humeurs reçoivent une élaboration plus parfaite ; le fluide nerveux se sépare en plus grande quantité dans le cerveau pour se répandre dans les nerfs, et tous les mouvemens et toutes les fonctions du corps se font avec plus d'énergie et d'aisance.

Mais si l'exercice, en général, donne d'aussi heureux résultats, celui du cheval a sur tous un avantage immense. Non seulement il guérit un grand nombre de maladies, mais il les prévient avant qu'elles soient formées.

Développer cette idée qui fait depuis quinze ans l'objet de mes plus sérieuses méditations, de mes études les plus approfondies, tirer de ce principe fécond toutes les conséquences qui en découlent, en rendre l'application plus générale et plus salutaire dans l'intérêt de l'humanité, tel est le but que je me suis proposé en publiant cet ouvrage sur les *avantages de l'équitation* considérée dans ses rapports avec la médecine.

Ce que Boerhaave, Sydenham, Hoffman, et après eux nos plus célèbres médecins n'ont pour ainsi dire qu'indiqué, je viens le traiter avec détails. Après avoir examiné la question sous toutes ses faces, après avoir soigneusement visité, exploré ses moindres replis, j'apporte avec confiance aux médecins et au public éclairé le fruit de longues recherches.

Si ce travail n'est pas aussi complet

que je l'aurais désiré, j'espère que l'on voudra bien considérer qu'il n'existe aucun ouvrage spécial sur l'équitation appliquée à la science médicale; que par conséquent je n'ai pu trouver aucun guide pour me diriger dans des investigations difficiles, et que ce livre n'est en quelque sorte que le résumé des faits que j'ai recueillis et des expériences que j'ai faites moi-même.

Tel qu'il est cependant, je crois que cet ouvrage renferme des préceptes sûrs pour le public en général, et pour le médecin en particulier des documens importans sur une matière peu connue et à peu près dédaignée, à cause des obstacles immenses qu'on rencontre, lorsqu'il s'agit d'adapter convenablement l'exercice du cheval à telle ou telle maladie.

Il en est de même de tous les autres agens nouveaux en médecine : jusqu'à ce que leur efficacité soit bien démontrée, on ne les emploie qu'avec timidité et la plus grande réserve.

L'équitation a dû naturellement éprouver le même sort. Le bien qu'elle produit, l'influence favorable qu'elle exerce n'étant montrés que de loin en loin, ce qu'on en a écrit se trouvant confondu dans divers ouvrages où il serait long et mal aisé de le rencontrer, l'attention du médecin ne s'est point arrêtée sur ce point.

Je viens essayer de combler cette lacune. Heureux si mes faibles travaux parviennent à jeter quelques lumières sur un côté vierge encore d'hygiène et de thérapeutique ; je ne demande pas d'autre récompense ; là se borne toute mon ambition.

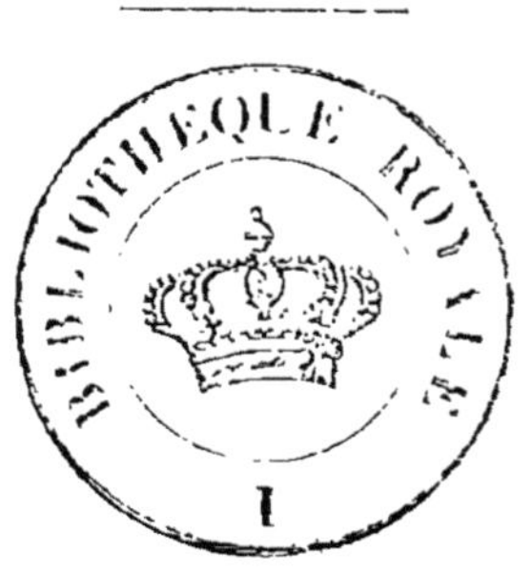

ii

INTRODUCTION.

L'équitation a été dans tous les temps regardée par les médecins comme un moyen curatif dans certaines maladies. L'expérience avait appris à Sydenham à en faire tant de cas, qu'il la croyait propre à guérir, sans autre secours, non seulement de petites infirmités, mais encore des maladies désespérées, telles que la consomption, la phthisie même accompagnée de sueurs nocturnes et de diarrhée colliquative, et il témoigne n'être pas moins assuré de l'efficacité de ce secours dans cette dernière maladie, que de celle du mercure dans le traitement des affections vénériennes, et de celle du quinquina contre les fièvres intermittentes.

Si jusqu'à ce jour l'équitation a été employée en médecine avec peu de succès, c'est, d'un côté, parce que l'application de cet exercice est confiée ou bien à des malades incapables de la faire prudemment, graduellement et en temps opportun, ou bien à des hommes tout à fait étrangers à la science médicale, et parce que d'un autre côté les médecins sont d'ordinaire des écuyers peu expérimentés.

Toutes ces causes m'ont fait penser que je pourrais être utile en me livrant à une spécialité qui, si elle n'a pas été complètement abandonnée, a du moins été fort négligée. Convaincu que tous les efforts qui ont pour but le perfectionnement d'une science sont comptés pour quelque chose à celui qui les tente, je n'ai point hésité à mettre au jour un second ouvrage sur les bienfaits de l'équitation dans ces diverses maladies.

Peut-être cette idée semble-t-elle au premier abord n'offrir rien d'important ni de bien neuf. Cela vient de ce qu'aucun médecin n'a assez appliqué l'équitation, comme remède médical pour ordonner cet exercice avec certitude de succès. Cela vient aussi de l'ignorance où l'on est encore, à l'heure qu'il est, des avantages spéciaux de l'équitation, aucun traité pratique n'en ayant parlé avec quelques développemens.

Si l'on veut bien parcourir cet ouvrage, on reconnaîtra facilement que je n'ai point étudié l'exercice du cheval en écuyer qui l'enseigne à des élèves, mais en médecin qui l'envisage comme un curatif dans certaines maladies prévues.

Jusqu'à ce jour les praticiens se sont bornés à prescrire l'exercice du cheval dans quelques convalescences; mais aucun d'eux, par impuissance sans doute, n'a cru nécessaire de désigner quel cheval était propre au tempérament de tel ou tel malade, ni quelle allure convenait mieux à telle ou telle maladie. Aussi la

plupart du temps n'obtenait-on point les résultats désirés. Il arrivait très souvent que la
maladie empirait. (C'est malheureusement ce
qui arrive encore.) Dans cette occurrence, les
médecins, au lieu de rechercher les causes qui
influaient désavantageusement sur le malade,
au lieu d'examiner si elles n'étaient point ailleurs que là où ils les croyaient, défendaient
cet exercice salutaire, faute d'en savoir ordonner l'usage à propos.

On comprend qu'il est naturellement très
difficile pour celui qui n'a pas une profonde
connaissance des chevaux, de donner utilement des prescriptions qui exigent cette connaissance. Mais il n'en est pas moins vrai que
l'équitation est, dans une infinité de circonstances, souverainement curative.

Le point essentiel est donc de savoir la diriger.

Bien persuadé de cette vérité, j'ai long-
temps étudié et observé pour rechercher les
élémens d'une bonne direction, sachant que
toute la question est là. J'apporte à cet effet au

public le fruit de mes études et d'une pratique depuis long-temps journalière.

Déjà, les considérations que je développe ici, je les ai sommairement examinées dans une brochure que j'ai publiée, sous le titre de *Considérations sur l'exercice du cheval employé comme moyen hygiénique et thérapeutique*. Depuis, mon opinion s'étant fortifiée du succès de plusieurs applications heureuses, je crois utile de la faire connaître.

J'ai dit quelques mots, dans la brochure dont je parle, des diverses races de chevaux et de l'importance de leurs allures sous le rapport médical. J'ai expliqué comment l'équitation ne peut pas être propre à tous les tempéramens, et je me suis attaché à convaincre de cette vérité : que l'exercice équestre, tout en produisant sur le corps les plus favorables effets, favorisait le développement de l'intelligence et avait la meilleure influence sur le moral.

Je n'y exposais que brièvement la nature des maladies où cet exercice devient salutaire

et j'indiquais en passant les affections organiques ou accidentelles qui en défendent l'usage.

Ce que je n'ai fait qu'ébaucher alors, je tâ-
che de l'achever aujourd'hui.

Je ne regarde pas l'exercice du cheval sous
le même point de vue que les anciens médecins. Je ne puis être, par exemple, de l'avis de
Mercuriali qui, en matière d'équitation, en-
tendait faire valoir l'exercice de l'âne et du
mulet ni plus ni moins que celui du cheval.
Cette prétention est inadmissible ; personne,
je pense, ne la défendra. Il est impossible de
mettre l'âne et le mulet dans la même catégorie que le cheval dont ils diffèrent pour tout,
en agrément et en allure. J'attribue l'erreur
de cet habile médecin à son inexpérience de
l'exercice de l'âne et du mulet, dont la monture est toujours fort pénible. Ces animaux
peuvent, néanmoins, dans certains cas fort ra-
res, procurer beaucoup de soulagement aux
convalescens assez forts déjà pour en faire
usage sans danger.

Il n'y a qu'un médecin qui puisse dire quelles

sont les meilleures manières de s'exercer à cheval ; il faut un homme qui connaisse le jeu et tous les ressorts de la machine humaine, pour commander les poses du corps avec profit. Dans telle pose, par exemple, les muscles sont dans un état de repos et de relâchement tranquille, ou bien ne servent qu'à maintenir dans une situation calme certaines parties du corps. Dans telle autre pose, il y a plus de mouvement et plus de dérangement.

Les poses de l'homme à cheval présentent des conditions différentes que l'homme de l'art doit connaître et dont il doit profiter dans l'intérêt de ses malades. Il en est qui agitent la machine bien plus vivement et bien plus fortement que les autres ; quelques-unes la soumettent à des influences particulières, et par conséquent méritent une grande attention de la part des médecins.

Dans l'équitation, l'homme, assis sur un cheval, soumet son corps à suivre tous les mouvemens du corps du cheval. Or, chaque fois qu'en se portant en avant, celui-ci pose un

pied sur la terre, il se fait un choc; une répercussion de mouvement a lieu; le corps de cet
animal est secoué, et l'homme qui repose dessus
en est ébranlé plus ou moins fortement, selon
qu'il est plus ou moins cavalier et qu'il se lie
à son cheval; et comme ces successions, répé-
tées sans fin, deviennent, en peu d'instans,
innombrables, une cause qui agit avec tant de
force ne peut manquer de déterminer des
changemens importans dans l'état du système
vital.

Les effets immédiats de l'équitation n'ont
pas toujours le même degré d'intensité. Ils sont
peu marqués, si l'animal va lentement et au
pas; ils deviennent plus prononcés et ordinairement plus salutaires, à mesure qu'il allonge
la marche. Si le cheval est au trot, ces effets
ont une grande violence et les saccadés ne se
supportent qu'avec peine. Dans le petit galop
et le galop ordinaire le corps reçoit des secousses plus douces. Dans le ventre à terre les secousses sont très-agréables, mais la rapidité de
la course gêne les phénomènes de la respira-

tion. L'amble et le traquenard balancent le corps et l'agitent de droite et de gauche par des trémoussemens vifs et répétés.

La grosseur du cheval, le volume de son corps et ses différentes allures sont autant de circonstances que l'on ne doit pas négliger lorsque l'on s'occupe de l'étude des effets que détermine l'équitation. L'équitation a toujours été une gestation célèbre en médecine et rangée parmi les agens toniques les plus remarquables.

Aux avantages essentiels qui tiennent à son influence sur nos organes, elle joint, nous l'avons dit, celui de relever le moral des malades. A ceux qui, trop faibles pour se promener à pied, sont cependant assez forts pour se donner de l'exercice, le cheval permet d'aller en pleine campagne, d'y respirer un air vif, pur et sans cesse renouvelé, de jouir des beautés de la nature, et de se procurer enfin tout le bien du mouvement sans fatigue pour le corps et avec plaisir pour l'esprit.

Je signalerai ces divers avantages lorsque je

traiterai de l'influence de l'équitation sur le corps humain.

Je tâcherai ensuite de démontrer la différence qui existe pour le médecin entre les diverses races de chevaux et le mérite de leurs allures particulières.

Quant à l'emploi thérapeutique de l'équitation, je suis assez heureux pour ne le conseiller qu'avec le secours des observations que j'ai été à même de recueillir moi-même.

Plus à portée que personne, par les divers services que j'ai été appelé à faire, et par la nature de l'établissement que j'ai fondé à Paris, établissement destiné spécialement à l'équitation médicale, d'étudier et d'approfondir cette partie, j'y ai consacré tous mes soins et tout mon temps. Aussi cet ouvrage n'étant dû en grande partie qu'à mes expériences personnelles, j'ai l'espoir qu'il ne trouvera point de contradicteurs et qu'il pourra au contraire rendre quelques services.

Après ce dernier préambule, j'entre en matière.

III

INFLUENCE DE L'ÉQUITATION

SUR

LE CORPS HUMAIN.

— ••• —

L'équitation, pour la grande majorité de ceux qui la pratiquent, n'est qu'un délassement délicieux, qu'un passe-temps agréable, quand elle n'est pas comme chez les militaires une nécessité de position. Bien peu de personnes l'emploient hygiéniquement, quoique, de l'aveu de tous les médecins, elle soit un remède

presque toujours sûr dans une foule d'affections morbifiques.

Dans l'acte de l'équitation, l'homme est placé
sur une base mobile : cette base se meut, elle
change sans cesse de position, et chaque mouvement fait éprouver une secousse et un ébranlement à tout ce qui repose dessus. Toutes les
fois que le cheval se déplace, il porte son corps
en avant avec une certaine somme de mouvement que lui ont imprimé les contractions
des muscles de ceux de ses membres qui ont
quitté le sol. Mais à l'instant où ces derniers
rencontrent la terre, à l'instant où ils reçoivent à leur tour le poids du corps, un choc a
lieu ; tout le mouvement qu'avait reçu l'animal
se répercute sur lui-même, il traverse le corps
du cheval et se porte sur l'homme qui est dessus : celui-ci éprouve un trémoussement très-
vif, très-sensible, qui embrasse toutes les parties de son être, mais dont la force est toujours
subordonnée au talent du cavalier. Car il est
bon de faire observer que plus un homme a
l'habitude du cheval, moins il ressent les effets

que je viens d'indiquer , parcequ'il dépend de lui de modifier d'une manière notable les mouvemens principaux de sa monture.

L'influence de l'équitation sur l'état actuel des appareils organiques ne peut être ni douteuse ni légère, parce que le résultat de la répercussion se distribue dans l'économie tout entière, pénètre chacun des organes, secoue leur masse, agite les tissus qui les constituent, et détermine, dans les fibres de ces derniers , un resserrement intestin qui les rend plus robustes et plus forts.

Souvent les secousses trop multipliées vont jusqu'à rendre les muscles douloureux au toucher. Cet accident arrive surtout aux personnes qui n'ont pas l'habitude des longues courses et qui montent un cheval aux allures heurtées. Elles se plaignent de ressentir des douleurs dans les muscles du dos et du cou. Mais chez ces individus, ce n'est pas l'équitation qui est nuisible, c'est l'inexpérience de l'équitation. Pour eux il n'y a pas de différence dans les chevaux qui tous leur occasionent les mêmes symptômes plus ou moins fortement, si vous voulez, suivant l'allure qu'ils adoptent. Le trot principalement aggrave ces symptômes qui, du reste, ne sont que momentanés et qui se dissipent aussitôt que le malade a pris un peu l'habitude du cheval. Il est inutile, je pense, d'ajouter qu'ils ne prouvent rien contre les avantages de l'équitation, sinon qu'il faut s'y accoutumer par degrés.

D'ailleurs les causes que je viens de décrire seraient plutôt elles-mêmes une preuve du pouvoir que l'équitation a sur le corps de l'homme. Personne n'ignore que c'est en secouant mécaniquement le matériel de nos organes, que l'exercice du cheval change leur état actuel et donne à leurs mouvemens une autre mesure, qui peut diminuer ou augmenter la sensibilité des mêmes organes avec plus ou moins de puissance.

Ici je fais abstraction de l'influence que peut exercer un air pur et vif, respiré en plein champ, et du plaisir, pour ainsi dire moral, que le cavalier peut trouver dans l'exercice

qu'il se donne, car cette influence est indépen-
dante de l'acte de l'équitation proprement dit.
Je me réserve d'ailleurs de traiter cette question dans un chapitre spécial.

Mais si l'on veut comparer l'équitation, considérée seulement comme délassement ou
comme exercice, avec d'autres délassemens ou
d'autres exercices, on accordera sans peine la
préférence à l'équitation. Consultez en effet
l'état physique de l'homme quand il marche,
quand il court, quand il danse ou quand il se
promène en voiture, et vous reconnaîtrez
qu'aucune de ces manières d'être ne vaut
l'exercice du cheval. Ou bien le corps est dans
une immobilité complète, si l'on va en voiture, ou bien il est dans une agitation pénible
dans la marche, la course ou la danse.

Le cavalier, au contraire, est dans une sorte
de repos actif, si je puis m'exprimer ainsi. Il
n'éprouve pas ces contractions alternatives et
continuelles des muscles extenseurs et fléchis-
seurs des extrémités inférieures que le mouvement occasione. En un mot, l'équitation a

tous les avantages de la locomotion sans fatigue, car quel est le rôle de l'homme à cheval?
une passiveté presque absolue. Ce qu'il y a
d'actif chez lui, c'est le mouvement qui lui
est communiqué par le cheval. Or, c'est le cheval sur lequel il est monté qui a toutes les peines du mouvement et du jeu de ses membres:
l'homme reçoit toutes les impulsions sans ef-
fort de sa part, et, nous le répétons, d'une
manière toute passive.

C'est pour cela que l'influence de l'équitation
varie du tout au tout suivant les différentes
allures du cheval. Plus le mouvement est brus-
que et précipité, plus les secousses successives
ont de force et d'énergie, plus encore l'économie vitale est mise en jeu, plus aussi le cavalier
éprouve de commotions et d'émotions diverses.
Le pas, le trot, le galop et le traquenard sont
naturellement les degrés différens de cette influence. Nous allons passer en revue ces quatre
espèces d'allures.

Si le cheval va au pas, l'homme qui est dessus reçoit des ébranlemens modérés et qui ne

se répétent qu'à des intervalles assez éloignés pour qu'on puisse les compter.

Si le cheval va au trot, les ébranlemens sont plus forts, les successions plus violentes remuent tout le corps; elles sont en outre précipitées et si rudes qu'elles deviennent quelquefois insupportables. Aussi voyons-nous les Anglais, qui possèdent des chevaux dont le trot est généralement heurté, adopter une manière de monter particulière, destinée à amortir ces successions. Cette mode anglaise consiste dans un mouvement alternatif de flexion et de rectitude, assez désagréable à l'œil, mais qui a l'avantage de diminuer sensiblement les secousses trop fortes. Cette façon de monter a surtout le mérite de prévenir bien des maladies auxquelles on est sujet quand on monte à la française, c'est-à-dire quand on s'abandonne avec souplesse aux allures du cheval. Monture très gracieuse et commode sur des chevaux qui ont le trot doux, mais très dangereuse pour la santé sur des chevaux à la marche heurtée et difficile.

Dans le petit galop, les ébranlemens sont beaucoup plus doux, surtout si le cavalier sait se lier à son cheval.

Dans le grand galop, les commotions ne prennent pas plus de force ; elles ont même un caractère plus agréable. Mais la vitesse de l'animal et la rapidité de l'allure produisent quelques effets nuisibles, et entr'autres une gêne sensible dans la respiration. Les phénomènes mécaniques de la respiration s'exécutent avec plus de peine ; les inspirations et les respirations paraissent plus difficiles ; enfin on est essoufflé. Mais il est vrai de dire que ces symptômes fâcheux cessent quelques instans après que le cheval a repris le pas ou le trot.

Quand le cheval va l'amble ou le traquenard, les mêmes ébranlemens sont plus fréquens et se succèdent plus vite ; mais ils ont toujours une faible intensité.

La nature du cheval et l'allure qui caractérise sa race font varier tous ces différens symptômes qui diminuent ou qui augmentent en proportion de la douceur de celle-ci. Si, par

exemple, vous montez un cheval anglais, il
ébranlera considérablement vos organes et
vous éprouverez un certain malaise. Si au contraire vous montez un cheval limousin, les
commotions seront beaucoup plus douces et
vous sentirez plus de bien-être. D'où vient cette
différence? De l'éducation? Non. De la cons-
truction de l'animal? Oui. Tout dépend de là.

Ainsi les chevaux limousins qui sont haut
jambés et long jointés ont tous des allures
très-douces. Les chevaux, d'une conformation
à peu près pareille sous ces deux rapports,
comme les arabes, les andaloux, les coursiers
portugais de race espagnole, sont bien préféra-
bles pour l'équitation médicale aux chevaux
anglais, normands, mecklembourgeois, hanovriens, etc.

Cette distinction est essentielle non seulement pour celui qui fait usage du cheval par
raison de santé, mais encore pour le médecin
qui ordonne l'équitation. A ce double titre
elle mérite toutes les attentions de la science.
Il m'est démontré que, bien loin qu'il soit in-

différent de monter le premier cheval venu, un choix judicieux est de la plus haute importance, puisque tout dépend de lui. Un autre choix, moins sérieux, mais dont je ne dois pas oublier de parler, c'est celui du lieu des courses ou des promenades.

La qualité du sol doit entrer pour beaucoup dans le calcul des causes qui donnent à l'exercice du cheval plus ou moins d'influence sur nos organes.

Ainsi, un terrain dur, ferme et résistant rendra la répercussion du mouvement plus complète et ses effets plus grands. — Si la terre est molle, au contraire, elle absorbe une portion de ce mouvement au moment où le cheval s'y appuie. Aussi l'ébranlement que le cavalier ressent sur ce terrain est bien moins pénétrant, et sa puissance est presque nulle.

IV

EFFETS DE L'ÉQUITATION

SUR

LES ORGANES DU CORPS.

De tous les résultats mécaniques qui produisent un changement réel dans les fonctions vitales, aucun, nous l'avons dit, ne saurait être comparé à l'exercice du cheval. Dans le chapitre précédent nous avons fait voir en général quelle était son influence sur l'état actuel du système animal; il ne sera pas moins intéressant d'entrer dans quelques détails sur les heureux effets de cet exercice; effets les

3

plus salutaires et les plus marqués, et sans lesquels les remèdes les mieux indiqués et les mieux appropriés sont le plus souvent sans succès, si l'on n'y joint l'usage de cet exercice.

L'action que l'exercice du cheval opère sur le diaphragme et sur les muscles du bas-ventre facilite la nutrition, la transpiration et les digestions. Les secousses douces et réitérées qu'il procure et qui portent principalement sur la poitrine et sur les viscères du bas-ventre sont le moyen le plus sûr pour rétablir le ton et l'élasticité des fibres, des vaisseaux et des nerfs pour désobstruer les viscères engorgés, pour rendre la fluidité nécessaire aux liquides; en un mot pour établir la circulation dans cette uniformité sans laquelle on ne saurait jamais jouir d'une santé ferme et durable.

L'exercice du cheval n'a pas une influence moins remarquable sur l'appareil gastrite et intestinal; car pris avant le repas il ouvre l'appétit et développe d'une manière extraordinaire les forces digestives, et assure une élaboration des alimens plus prompte et plus parfaite. Tous les cavaliers reconnaîtront la justesse de cette observation.

Pris après le repas, l'exercice du cheval montre encore une grande puissance de tonicité sur l'action de l'estomac; car le travail de la digestion s'exécute plus vite, à moins que les organes gastriques ne soient atteints de débilité. Si, par exemple, le cavalier, après le repas, adopte des allures précipitées, il éprouve une grande difficulté dans la digestion, parce que les secousses qu'éprouve l'estomac troublent l'exercice de ses fonctions et occasionent une digestion plus ou moins pénible.

Aussi, après avoir mangé, le cavalier doit avoir soin de n'aller que le pas ou le petit galop, et de ne prendre le trot que quand il sent que la digestion commence à se faire. Alors dans ce cas l'équitation facilitera l'opération des organes gastriques. Antyllus avait déjà décrit ces effets en disant que *l'équitation affermit beaucoup l'estomac.* C'est une vérité à laquelle tous les cavaliers rendent hommage.

Il est évident que cet exercice agit aussi sur

là circulation du sang. Si elle ne donne pas plus de fréquence au pouls, elle rend le mouvement artériel sensiblement plus fort. Il est facile de vérifier que le cœur pousse le sang avec une vigueur inaccoutumée. Cependant l'équitation n'accélère pas pour cela le passage du sang dans les petits vaisseaux. Elle ne provoque pas un dégagement plus considérable de calorique ; elle ne fait pas épanouir le réseau capillaire de la peau ; elle ne suscite pas de diaphorèse, comme le font la course et la danse, etc.

C'est ici surtout que devient évidente la supériorité de l'équitation sur les exercices spontanés ou musculaires parmi lequels on veut à tort la confondre ; car la course et la danse déterminent dans le système vivant une excitation que Haller compare judicieusement à un mouvement fébrile. Ces exercices produisent l'un et l'autre une accélération étonnante de la circulation ; ils donnent lieu à une vive chaleur qu'indique la rougeur de la peau, etc. L'équitation, au contraire, ne change absolument que le rhythme du pouls du cavalier; elle n'échauffe pas son corps. C'est la liaison matérielle que les artères et les nerfs établissent entre les muscles d'une part et le cœur et le cerveau de l'autre, qui fait que l'exercice spontané comme la course détermine les accidens dont nous venons de parler.

Loin de là, l'équitation, en secouant l'appareil pulmonaire, affermit les tissus des poumons; et ce changement immédiat rend plus régulier l'exercice des phénomènes chimiques de la respiration. Mais pour obtenir cet avantage il faut faire usage d'allures douces, car les allures précipitées pourraient gêner les mouvemens de la poitrine et par conséquent aggraver le mal.

Chez le cavalier en parfait état de santé, qui fait un usage continuel de l'exercice du cheval, cet exercice ne donne lieu à aucun changement dans l'ordre actuel des sécrétions ni des exhalations ; ces fonctions ne prennent point une marche plus rapide ; leur produit n'augmente pas; les organes qui les exécutent conservent leur action naturelle. Le mouvement du cheval ne tend qu'à maintenir dans une heureuse harmonie les uns avec les autres tous les actes de la vie.

Mais si les appareils exhalans ou sécréteurs sont atteints d'atonie, si leur action est languissante, l'équitation anime leur vitalité, rétablit leur énergie. Les sécrétions deviennent plus abondantes, et en peu de temps reviennent à leur état naturel. Ce que je viens de dire des sécrétions et des exhalations peut s'appliquer à l'absorption.

L'influence de l'équitation sur l'action des vaisseaux absorbans tend surtout à la conserver régulière et à l'accommoder aux dispositions organiques de chaque individu.

L'équitation exerce encore une grande puissance sur la nutrition du sang et des organes en général. Non seulement cette gestation est favorable aux fonctions préparatoires de l'assimilation, comme la digestion, la circulation, etc.; mais elle assure de plus un bon emploi des principes nourriciers qui affluent dans

le fluide sanguin et dans les tissus vivans. De
là vient que les individus qui s'exercent à
cheval sont en général plus colorés, et possèdent une plus grande force organique.

Les voyageurs et tous les hommes de cheval
qui font un usage modéré de l'équitation et
qui jouissent d'un bon appétit, offrent tous
les signes d'une santé robuste et d'une grande
vigueur. Ils ont ordinairement une construc-
tion pléthorique bien prononcée, car le mouvement du cheval fortifie singulièrement le
système nerveux : il diminue d'une manière
efficace sa mobilité et sa sensibilité, lorsque
elles deviennent excessives.

Ainsi j'ai vu des femmes trop nerveuses
se trouver, après quelques jours d'exercice à
cheval, toutes changées dans leur manière
d'être et supporter des émotions qui aupa-
ravant leur auraient causé des syncopes ef-
froyables. J'en ai vu d'autres, cruellement fati-
guées d'insomnies, recouvrer le sommeil par
ce seul moyen. Aussi Antyllus nous dit-il en
parlant de l'équitation qu'*elle purge les instru-*

*mens des sens et les rend plus dispos : sensuum
instrumenta purgat eaque reddit acutiora.*

Aristote a écrit quelque part que ceux qui
vont à cheval sont plus enclins que les autres
aux actes vénériens. Cet auteur a oublié de
nous désigner le cas où cette disposition se
rencontre le plus souvent, car elle n'affecte
pas indistinctement tous les cavaliers. Je n'ai
réellement observé cet inconvénient fâcheux
que chez les personnes qui vont très rarement
à cheval et qui font de longues courses au pas.
C'est surtout dans cette allure que l'on est le
plus enclin aux actes vénériens.

Du reste, chez le cavalier qui a l'habitude de
monter à cheval, c'est plutôt le contraire qui
arrive. Ainsi donc tout en admettant comme
vraie en partie l'opinion d'Aristote, je main-
tiens le bénéfice de mon observation, et j'a-
joute que dans tous les cas cette opinion
d'Aristote n'est pas bien péremptoire, car cet
auteur a peu étudié le sujet qui nous occupe.

En résumé, cet ensemble d'heureux effets,
suite immédiate de l'exercice du cheval, ne

nous conduit-il pas à prendre une haute opinion de l'influence favorable que l'équitation exerce sur nos organes? Ces secousses mécaniques, ces ébranlemens répétés qui retentissent dans les tissus vivans, deviennent, par les fibres qui les constituent, comme une impression qui les porte à se rapprocher, à se resserrer : rapprochement dont la conséquence directe est de rendre plus forts et plus vigoureux tous les organes; ces derniers se composant de ces mêmes tissus fortifiés.

En un mot l'équitation semble corroborer le système animal tout entier, et lui donner une plus grande somme de vigueur. Elle affermit le corps, dit le même Antyllus : *corpus firmat, equitatio*.

Or cet effet général est-il autre chose que celui auquel nous donnons lieu, lorsque nous administrons un médicament tonique, et que nous faisons pénétrer les principes dans la machine animale? Nous voulons alors non point exciter ni stimuler les organes ou accélérer leur mouvement, mais nous voulons fortifier leurs tissus et en même temps ajouter à l'énergie de leur appareil.

V

INFLUENCE DE L'EXERCICE

DU

CHEVAL SUR LE MORAL.

Dans toutes les positions de l'homme, dans l'état de santé ou de maladie, le moral influe avec plus ou moins de force sur le physique. Les philosophes font remarquer que la connexion de l'âme avec le corps est telle, que toutes les impressions de l'une réagissent sur l'autre, et réciproquement. Je ne m'étendrai pas sur cette vérité, sa connaissance est devenue pour ainsi dire vulgaire. En effet il n'est pas un de mes lecteurs qui n'ait fait lui-même cette observation que les jours de grande joie le corps est bien portant, comme aussi les jours de bonne digestion l'âme nage dans la joie et le bien-être.

C'est précisément à cause de cette influence réciproque exercée tantôt par l'âme et tantôt par le corps, que, dans les cas de maladie, le moral est souvent l'obstacle le plus terrible qui arrête les guérisons complètes. Les médecins redoutent surtout son empire dans les affections nerveuses qui ont presque toutes leur source dans une irritation morale. Celui qui aurait le secret de ces phénomènes physiologiques, serait à même de rendre à l'humanité les plus signalés services.

Parmi les causes heureuses qui opèrent le plus efficacement sur le moral, il faut classer en première ligne l'exercice du cheval. Son influence bienfaisante est prodigieuse. J'ai été à portée de suivre ses phases diverses sur de grandes échelles, et j'ai toujours été étonné

des avantages qu'elle procure à l'esprit en même
temps qu'au corps. J'ai énuméré dans le chapitre qui précède les effets toniques de l'équitation ; il convient maintenant de rechercher
et de constater son principal mérite, celui de
réveiller dans notre âme ces sensations douces
et pénétrantes qui sont les prémices d'un
heureux retour à la santé. J'espère prouver
combien l'équitation, employée comme remède
médical, est utile, sinon nécessaire, dans certaines maladies. J'ose dire que dans plusieurs
affections prévues, elle est la seule diversion
puissante que le médecin puisse invoquer avec
succès.

On a vu de quelle importance sont les bienfaits physiques de l'exercice du cheval ; ses
bienfaits moraux ne sont pas moins remarquables.

Ainsi, par exemple, nous voyons les hommes
composant les régimens de cavalerie, beaucoup
moins soucieux et beaucoup plus gais que ceux
de l'infanterie ; ils sont, plus que ces derniers,
portés à la *jovialité*, et moins qu'eux, cependant,

ils ont besoin d'objets de distraction. Cette différence chez les mêmes hommes, appelés aux mêmes travaux, partageant les mêmes dangers, soumis à la même discipline, d'où peut-elle naître? Il est évident, pour nous, et pour tous les gens de bonne foi, qu'elle est due à l'influence qu'exerce le cheval sur le caractère de l'individu : on ne saurait ni la chercher ni la trouver ailleurs.

Et la preuve la plus évidente que nous en puissions donner, c'est l'apathie, la morosité, le dégoût, qui se font remarquer chez le cavalier qui, par quelque cause que ce soit, a perdu le compagnon de ses fatigues, de ses périls et de sa gloire; il semble, lorsque cet ami lui manque, que ses facultés intellectuelles l'ont abandonné; il est soucieux, distrait, s'ennuyant de tous et de tout, et cherchant inutilement l'emploi de son temps.

A peine est-il remonté, tous les symptômes d'affliction, qu'on avait remarqués chez lui, disparaissent. Les soins qu'exige son cheval l'occupent entièrement, et aucune peine, aucun souci, ne trouvent accès dans son imagination. Et ce n'est pas seulement dans la cavalerie qu'on est à même de faire ces observations : tous les hommes qui montent à cheval peuvent également y donner matière ; et certes, ce n'est pas d'aujourd'hui seulement qu'on a remarqué combien les chevaux contribuaient au développement des facultés intellectuelles.

On ne peut pas inférer, de la différence sensible qui existe entre les caractères des soldats à *pied* et de ceux à cheval, qu'elle vient des soins que réclame le pansement continuel des chevaux ; car si la troupe de ligne n'a pas cette occupation, elle en a d'une autre nature, et les soldats de l'infanterie ne sont pas plus oisifs que ceux de la cavalerie. Cette différence est due tout entière aux sensations qu'éprouve le possesseur d'un cheval, sensations inconnues aux fantassins ; et encore que ces sensations diffèrent entre elles, et qu'il y en ait de pénibles, est-il cependant positif qu'elles disposent favorablement l'individu.

Il n'est pas rare de voir un homme sans courage s'exposer bénévolement, gratuitement et sans crainte, aux plus grands dangers; s'il monte un cheval qui lui soit connu; on le voit franchissant sans frémir des barrières, des haies, des fossés, des précipices; traversant sans hésiter les rivières, les fleuves qui font obstacle à sa marche; il s'exposera même la nuit, dans un chemin dangereux et inconnu; la confiance que lui inspire son cheval l'emporte sur l'instinct de sa conservation; il s'abandonne entièrement et sans réticence; et cependant, rien de ce qu'il a entrepris avec son coursier, il ne l'eût osé s'il eût été seul et à pied.

Il n'est pas rare, non plus, de voir doubler l'ardeur d'un cavalier par celle de son cheval, et, dans les combats, il ne redoute rien que la perte de son ami; il voit d'un œil indifférent les périls les plus imminens, périls qui le feraient reculer s'il se trouvait privé de ce cher compagnon. Il ne faut pas croire néanmoins que tous les chevaux, indistinctement, exercent la même influence sur le caractère de tous les individus: ce serait une erreur.

Ainsi, il est des chevaux qui, par leurs défauts, inspirent la crainte à leur cavalier ; il en est d'autres qui, par leurs allures peu avenantes, font naître le mécontentement chez leur possesseur ; d'autres, au contraire, par leur vivacité et leur grâce, impressionnent agréablement ceux qui les montent. Il en est encore qui, par leur beauté ou leur allure extraordinaire, rendent leur maître orgueilleux, en ce qu'ils flattent sensiblement leur amour-propre ; il y a même quelques amateurs qui poussent cette satisfaction jusqu'à la folie.

Nous avons également remarqué qu'un homme qui monte habituellement à cheval a les idées plus nettes, et formule plus aisément ses pensées ; d'où l'on doit nécessairement conclure que cet exercice sert efficacement le développement de l'intelligence.

En parlant des avantages que les hommes retirent de l'exercice du cheval, nous n'avons garde de ne pas comprendre les femmes sous cette dénomination. En effet, la structure de la femme, à l'exception des différences sexuelles, est toute semblable à celle de l'homme. Principes, économie, fonctions animales, tout est exactement conforme et commun entre ces deux êtres. Ce mouvement leur est aussi naturel. L'agitation inséparable de l'enfant est familière aux deux sexes. Tous deux à ce bel âge sont livrés de passion aux mêmes exercices. Ce n'est que la réserve de l'éducation des filles qui les empêche de suivre aussi librement le penchant que la nature leur a donné pour tous les mouvemens précipités.

L'exercice du cheval en particulier, loin de prendre sur leur tempérament, au contraire le fortifie et rend leur santé plus assurée. On a vu souvent des femmes suivre leurs maris à la guerre, et ne reculer devant aucune des fatigues, suites nécessaires de ce dangereux métier.

La première chose à faire pour que l'équitation profite aux femmes, c'est de les accoutumer à surmonter cette crainte innée chez elles, et remarquable surtout dans les organisations délicates et nerveuses. Une femme qui monte pour la première fois à cheval, malgré tout le courage qu'elle veut avoir, malgré tout le plaisir qu'elle y trouve, redoute plus que de raison cet exercice.

Mais aussi, une fois que cette première terreur est surmontée, à mesure qu'un peu d'habitude affaiblit successivement l'impression produite par la peur, c'est alors que l'on peut suivre l'influence favorable de l'équitation sur le moral des femmes. Celles qui s'y livraient le moins facilement passent subitement de la crainte au plaisir et du plaisir à la passion. J'ai occasion de faire cette remarque journellement ; la femme la plus timide devient, presque sans transition, une intrépide cavalière.

Ces dispositions, étudiées avec art, peuvent être du plus grand secours pour le médecin qui prescrira, suivant les cas, l'équitation aux femmes. Il verra promptement une amélioration sensible dans leur état. Mais, pour cela, il ne faut pas les contraindre à suivre telle ou telle allure. En général, dès que les femmes commencent à monter à cheval avec un peu de confiance, elles n'aiment qu'une espèce d'allure, le petit galop. Le pas les ennuie mortellement, le trot les fatigue, mais le petit galop leur plait souverainement. Dès qu'elles sont libres d'aller ce train, vous les voyez rayonnantes et d'une gaieté folle ; elles n'ont plus la moindre crainte, elles sont même plus hardies que les hommes, proportions gardées.

Souvent j'ai voulu imposer le pas à des femmes, après qu'elles avaient été au galop, je ne l'ai jamais fait sans m'apercevoir de la tristesse qu'occasionait cette prescription. Le changement d'humeur était visible; non seulement ce n'était plus la gaité de la veille, mais on lisait sur leurs traits l'insouciance, le dépit et l'ennui. Tout naturellement cet exercice ne produisait plus les résultats désirés.

J'ai vu d'autres femmes devenir intrépides par amour-propre; être vues à cheval était pour elles un plaisir si vif, un bonheur tel, que ce moyen seul rétablissait une santé débile depuis plusieurs années; toutes leurs idées tristes les abandonnaient peu à peu et cédaient promptement la place au calme et à la gaité; si, par quelques circonstances imprévues, elles étaient forcées de se priver de cet exercice pendant plusieurs jours , on remarquait aussitôt dans leur caractère une bizarrerie notable et un véritable chagrin.

Ainsi l'exercice du cheval , dirigé par un médecin expérimenté, deviendra un excellent moyen de guérison; son action sur le moral étant presque immédiate , en lui donnant une bonne impulsion, on l'emploiera avec le plus grand succès.

L'homme comme la femme prend goût à l'équitation , dès qu'il l'a un peu pratiquée ; pendant qu'il s'y livre il est heureux , aucune pensée triste ne peut troubler la joie dont il jouit; son imagination ne se repose que sur des objets agréables. L'air pur des champs dilate ses poumons ; l'ombre et la fraîcheur des bois le jettent dans de douces rêveries; tantôt il prend plaisir à gravir une côte difficile, tantôt il se plaît à la descendre rapidement. S'il

est seul, il aime à se laisser aller à ses méditations; s'il est en compagnie, ou bien il entre-
tient joyeusement le voisin qui marche de
front avec lui, où bien ils luttent ensemble
de vitesse et d'habileté; son cheval l'occupe
aussi délicieusement; il est fier de conduire à
son gré ce noble animal qui cède à tous ses
caprices, qui obéit à toutes ses volontés, qui
se soumet à toutes ses exigences, qui, quand
il le veut, se précipite ou s'arrête, saute, bon-
dit et se redresse, toujours dévoué. Aussi
voyez-vous le cavalier le caresser amicalement
de la main et le remercier bien sincèrement
de toutes les joies qu'il lui procure.

Cette influence de l'exercice du cheval se
fait sentir jusque dans les maladies. Proposez
une partie de cheval à des personnes malades,
vous les verrez hésiter d'abord, puis accepter
avec plaisir; elles se persuaderont volontiers
qu'elles souffrent moins, pour ne pas perdre
une occasion favorable. J'en ai vu retirer de
cette manière le plus grand bien de l'équitation. C'est surtout chez les femmes que cet

exercice enfante le plus de merveilles, à cause de leur imagination impressionnable et de la vivacité de leur esprit; il y en a que le mot de promenade à cheval fait tressaillir d'aise; celles-là en font des récits merveilleux et ne peuvent taire le bien qu'elles y trouvent.

Une cause qui agit avec tant de force mérite au plus haut degré de fixer l'attention; nous qui connaissons ses effets bienfaisans, nous ne saurions trop la recommander aux médecins, principalement dans les occasions où l'on a besoin de réveiller la sensibilité morale. Combien de fois le médecin ne succombe-t-il pas, faute de n'avoir pu s'emparer du moral de son client! combien aussi de moyens gymnastiques ont-ils été insuffisans parce que ceux qui les ordonnaient n'ont pas su faire tourner leur influence au bien-être moral de leurs malades!

Si l'on demande pourquoi l'exercice du cheval influe avec beaucoup plus d'énergie sur le moral que les autres exercices du corps, je répondrai: c'est parce que l'exercice du cheval plait davantage; parce qu'il procure à la fois délassement et plaisir; parce qu'il est exempt des fatigues qui rendent les autres pénibles. La grande majorité des femmes l'aiment en outre parce qu'il est pour elles plus qu'une partie de plaisir, c'est-à-dire une occasion de toilette spéciale, un prétexte d'étaler un délicieux costume, et de se montrer sous le chapeau d'homme, la taille amoureusement serrée sous une riche amazone. Chez elles, indépendamment d'une excellente distraction, il y a les jouissances de la coquetterie et de la vanité satisfaites. Le désir de plaire les suit à cheval; elles tiennent à grand honneur de passer pour habiles cavalières, et, c'est une justice à leur rendre, elles le deviennent presque toutes.

Maintenant est-il essentiel de savoir quels sont les chevaux qui conviennent le mieux aux femmes? rien n'est indifférent en médecine, où quelquefois la plus petite cause, en apparence, produit les plus grands effets. J'ai déjà dit dans le chapitre de *l'influence de l'é-*

quitation sur le corps humain, que les chevaux arabes, andalous et portugais, sont les plus appréciés pour l'équitation médicale, à cause de leur marche coquette et facile, de leur docilité, et surtout à cause de la douceur de leurs allures. Je ne le répéterai pas ici ; je ferai seulement observer que, si l'on veut que l'exercice du cheval ait sur le moral une influence salutaire, il faut choisir avec soin, sinon des chevaux arabes ou andalous, du moins des chevaux faciles à conduire et dont le galop soit agréable.

VI

EMPLOI HYGIÉNIQUE

DE L'ÉQUITATION.

Les divers accidens que peut occasioner l'exercice du cheval méritent d'être succinctement mentionnés, aussi bien que les précautions qui sont à prendre pour les éviter. Je vais donc signaler les causes principales de ces accidens; les unes viennent d'un usage forcé ou trop long-temps continué; les autres viennent d'une infinité de circonstances qu'il serait impossible d'énumérer ici.

L'abus, quel qu'il soit, de l'exercice du cheval, entraîne des accidens de différente nature et qui deviendraient plus ou moins graves, s'ils n'étaient pas bien traités ; tels sont, par exemple, les courbatures, les douleurs aux articulations, des engorgemens des extrémités inférieures, des hernies, des hémorroïdes, des pissemens de sang, des hémoptysies , etc. Tous ces accidens une fois déclarés retombent dans la catégorie des maladies désignées par chacun des noms qui précèdent; je n'entrerai donc ici dans aucun détail sur leur traitement, cela serait superflu; il me suffira de dire que ces affections, quoique provenant de l'équitation, se traitent comme si l'équitation y était étrangère. Je me contenterai de poser d'abord quelques règles générales de l'observation desquelles dépend tout le succès qu'on peut retirer de cet exercice, et de l'inobservation desquelles découleraient, au contraire, toutes sortes d'accidens fâcheux.

La première précaution à prendre , quand on monte à cheval pour le bien de sa santé,

ou pour le rétablissement d'une maladie dé-
terminée, c'est, je l'ai déjà dit, le choix des
chevaux. Ce choix, je ne saurais trop le répé-
ter, est de la dernière importance; il faut nécessairement qu'il soit toujours propre au
tempérament de l'individu.

On doit soigneusement recommander une
marche douce ; il faut éviter les allures heurtées qui produisent dans le corps des commotions trop violentes ; après quelque temps
d'exercice, et quand la santé du cavalier le per-
mettra, on pourra quelquefois se donner le
plaisir du galop précipité.

Une recommandation, bien essentielle encore, c'est de ne jamais commencer par de
longues courses qui amènent inévitablement
des fatigues. Si l'excès d'un plaisir est une
chose nuisible, à plus forte raison l'excès d'un
remède médical. On est toujours libre d'ailleurs de prolonger l'exercice à mesure qu'on
sent renaître ses forces.

Qu'on ne le commence ni trop tôt ni trop
tard, parce que la fraicheur du matin ou du soir

est également à craindre. L'homme, comme nous l'avons déjà expliqué, étant à cheval, placé sur une base mobile où il reste assis, et sur laquelle, par conséquent, le corps ne reçoit aucun des mouvemens qui lui sont imprimés par la course, la danse, etc., mouvemens qui accélèrent la circulation du sang, qui produisent une vive chaleur de la peau et amènent une transpiration plus ou moins forte, suivant le degré d'énergie de ces exercices, l'homme à cheval, dis-je, étant dans une sorte de repos, ne pourrait supporter une trop grande fraicheur de l'atmosphère, et s'exposerait ainsi à certains dangers.

Une trop grande chaleur n'est pas moins pernicieuse. Les rayons ardens du soleil d'été doivent être rangés par l'équitation médicale au nombre des causes les plus fréquentes d'accidens, dont les moindres sont des maux de tête, des fièvres, etc...

Il est indispensable que les secousses produites par l'exercice du cheval soient proportionnées à l'effet que le médecin veut en obtenir. Si, d'une part, je reconnais l'impossibilité de donner des préceptes absolus sur le choix de telle ou telle allure, je crois d'autre part qu'il vaut mieux choisir le pas. J'ai toujours remarqué que les allures précipitées provoquaient chez les convalescens, et surtout chez les femmes en général, un étourdissement complet. Ce phénomène arrivait surtout dans les descentes rapides au galop. On ne saurait lui attribuer d'autre cause que cette gêne momentanée de la respiration qu'occasione cette course. Sur ce point important, il faut se régler autant d'après la nature de la maladie que d'après les habitudes du cavalier.

L'exercice du cheval exerçant sur les digestions de l'individu une grande influence, il ne sera pas indifférent d'étudier si c'est avant ou après le repas qu'il convient mieux de s'y livrer. Il n'y a qu'un médecin qui puisse donner à propos ces prescriptions ; un malade se gardera bien, s'il entend ses intérêts, de suivre en cela son goût ou ses caprices. Autrement il aurait à s'en repentir. En général il est bon de ne monter à cheval qu'une heure après être sorti de table. C'est principalement alors qu'on doit éviter les allures précipitées, dont l'effet serait de troubler les fonctions digestives, et par suite de produire une irritation de l'estomac. Il est nécessaire, quand on sort de table, de n'aller qu'au pas. Quand on sent que la digestion se fait bien, alors, bien loin qu'il y ait inconvénient à galoper, cette allure accélérera les fonctions de l'estomac et les rendra plus faciles.

J'ai toujours observé qu'en règle générale, l'exercice du cheval, pris avant le repas, ouvrait l'appétit, et après le repas aidait aux bonnes digestions; mais dans l'un et l'autre cas, il ne faut pas en mésuser.

Les femmes chez lesquelles la menstruation se fait régulièrement devront s'interdire, avec précaution, un usage trop fréquent de l'équitation, parce qu'il pourrait en résulter pour elles des pertes qu'il serait plus ou moins difficile de maitriser.

Mais au contraire pour les femmes dont le sang circule avec peine à l'époque de la menstruation, l'exercice du cheval est un excellent emménagogue.

Je conseillerai aux femmes nerveuses, hystériques, moroses, etc., de ne faire usage que de chevaux arabes ou limousins; aux valétudinaires goutteux et aux personnes qui se trouvent sous l'influence d'affections rhumatismales chroniques, de ne point monter à cheval les jours froids, brumeux et humides, si aucune raison majeure ne les y force.

En hiver, il est essentiel que le cavalier adopte une chaussure chaude pour éviter le froid aux pieds qui ferait naître bientôt un froid général dangereux. Il faut aussi se couvrir le corps le plus chaudement possible.

J'ordonnerai toujours l'exercice du cheval au cavalier qui ne ressent qu'une légère indisposition. Je suis bien loin de le prescrire comme une panacée universelle, capable de guérir tous les maux. Mais j'ai acquis la con-

viction que c'était le meilleur remède des indispositions légères.

D'après ce que je viens de dire, on peut voir
combien l'équitation demande de précautions
et de soins. Tout bon moyen devient un mal
aussitôt qu'on en abuse; si, trop confians en
vos forces physiques, vous vous adonnez avec
excès à l'équitation, vous connaitrez alors
combien ces excès sont pernicieux. Sous le
rapport hygiénique, l'exercice du cheval, mal
dirigé, peut rompre l'équilibre entre les diverses fonctions organiques, et par conséquent
faire naître des maladies. Tandis que s'il est
sagement conduit, il devient un excellent
moyen de guérison.

J'ai été souvent à même de juger ses influences diverses dans la cavalerie. J'ai vu de
jeunes militaires, dans l'impossibilité de sou-
tenir le trot du cheval qui leur était échu par
le hasard, demander comme une grâce de
changer d'arme, être forcés d'entrer dans l'infanterie, quelquefois même de prendre un
congé de réforme. J'ai revu plus tard quelques-

uns de ces mêmes hommes, rentrés dans la vie civile, et libres alors qu'ils étaient de choisir un cheval aux allures douces, devenir d'infatigables cavaliers.

Pour mieux graver dans la mémoire dè mes lecteurs les principales règles hygiéniques, je vais les récapituler ici et en faire une nomenclature facile à retenir :

1° On doit choisir un cheval docile, bien dressé, dont les mouvemens ne soient pas rudes et fatigans, et sur lequel le cavalier soit assis à son aise, sans avoir les jambes ni trop tendues ni trop raccourcies dans l'étrier.

2° On doit commencer ces exercices par de petites promenades qu'on pourra insensiblement prolonger chaque jour, le matin et le soir, dans les maladies invétérées, opiniâtres, hypocondriaques, scorbutiques, et dans les affections de la poitrine. Mais il faut surtout observer cette regle, lorsque la maladie vient d'un sang épais, et qui ne peut circuler qu'avec beaucoup de peine et de lenteur dans les petits vaisseaux capillaires; car si on se donnait un mouvement trop violent et trop long, il en résulterait des douleurs dans les membres et une lassitude générale de tout le corps.

3° On ne saurait prescrire au juste le degré d'action et de secousse qui convient à chaque malade; cela dépend de la force du tempérament, de l'âge, de l'habitude de monter à cheval, et de mille autres circonstances sur lesquelles il est impossible de donner des règles précises. Il faut pour cela consulter et se consulter soi-même. En général, les courses violentes au galop trop continuées sont presque toujours nuisibles; elles fatiguent la poitrine en accélérant trop la respiration, et en diminuant la transpiration insensible. Ainsi l'expérience nous apprend que les courriers à cheval, qui font ce métier tous les jours, meurent la plupart dans la fleur de leur âge, ou du moins ne parviennent pas à un âge fort avancé.

4° On doit prendre cet exercice deux fois le jour, le matin après le lever du soleil et avant les grandes chaleurs, et l'après-midi sur les cinq à six heures avant le coucher du soleil. Il est important dans les maladies de poitrine d'éviter soigneusement de s'exposer au serein du soir, à la fraicheur du matin, et à l'air humide et pluvieux. Il faut aussi éviter de monter à cheval lorsque l'estomac est trop chargé d'alimens, et avant que la digestion soit à peu près faite; le mouvement du cheval la trouble, la dérange, ce qui pourrait causer une infinité de maladies. Cette règle souffre cependant quelques exceptions; car il y a des tempéramens, surtout les bilieux, qui ne peuvent supporter aucun exercice violent, et notamment celui du cheval, lorsque leur estomac est entièrement vide : les personnes qui sont dans ce cas doivent prendre un bouillon ou quelque nourriture légère et de facile digestion avant que de monter à cheval.

5° Les hypocondriaques et les personnes d'un tempérament faible et délicat feront bien de porter une ceinture qui soutienne les muscles du bas-ventre et empêche les anhélations.

6° Quoique l'exercice du cheval soit utile et quelquefois nécessaire en tous temps, il convient généralement mieux dans le printemps et dans l'automne, et on doit, autant qu'il est possible, choisir un temps calme et tranquille et exempt d'humidité; ne point s'exposer d'abord après cet exercice à l'air froid et humide qui causerait une suppression subite de la transpiration; éviter, si on se trouvait altéré au retour de sa promenade, de faire usage d'aucune boisson froide.

7° Ceux qui montent à cheval auront soin de ne pas prendre leurs repas d'abord après leur retour; ils devront attendre au moins une heure, afin de laisser aux humeurs le temps de se remettre dans le calme et la tranquillité ordinaires. Comme l'exercice du cheval donne généralement beaucoup d'appétit, on peut permettre à ceux qui en font usage de manger un peu plus que de coutume.

8° Dans les maladies de poitrine et surtout dans la phthisie et dans les obstructions invétérées et opiniâtres, il ne suffit pas souvent de s'en tenir à de simples promenades de cheval, mais il faut entreprendre de longs voyages; ce mouvement convenant essentiellement à ces sortes d'affections.

Je ne doute pas que les personnes qui voudront mettre à profit les règles qui précèdent ne retirent beaucoup d'avantages de l'équitation. Si quelques-unes, faisant un usage journalier de cet exercice, n'en ressentent aucun effet salutaire, c'est presque toujours parce qu'il leur déplait de se géner dans leur genre de vie ordinaire et de prendre d'autre règle que leurs caprices.

VII

EMPLOI THÉRAPEUTIQUE

DE L'ÉQUITATION.

Nous avons déjà vu que tous les médecins qui ont eu occasion de parler de l'équitation dans leurs ouvrages se sont accordés à en faire les plus grands éloges comme moyen sûr d'accélérer la guérison de certaines maladies. Sydenham, entre autres, nous donne la mesure du cas qu'il faisait de l'équitation considérée comme secours thérapeutique, quand il dit qu'il a souvent pensé que si quelqu'un, connaissant bien toutes les ressources que l'on est à même de retirer d'un moyen aussi effi- cace, voulait en faire un remède secret, il pourrait aisément amasser de grandes ri- chesses

Cette conviction de Sydenham aurait dû at- tirer l'étude des médecins sur un point aussi important de la thérapeutique; mais personne ne s'en est occupé sérieusement; et cepen- dant cette insouciance s'explique facilement, quand on songe à cette masse de science que doit acquérir celui qui se dévoue à la mission si noble de secourir son semblable. L'attention du médecin est attirée de tant de côtés à la fois que quelque partie lui échappe nécessairement. Et du reste quand on dirige ses études vers un point quelconque de la science, il ne faut pen- ser qu'à ce point, si on veut s'y distinguer. Or, une étude spéciale de l'équitation est impossi- ble en France où l'on a très peu approfondi son influence hygiénique. La plupart des médecins français regardent encore l'exercice du cheval comme un simple moyen de distraction pour les malades et une occasion pour eux de les envoyer respirer l'air pur des champs.

On conçoit que pleins de cette fausse idée ils n'ont pas consacré beaucoup de peines à étudier sérieusement une partie de la matière médicale qui demande autant d'expérience que de longues investigations. J'ai suivi une route tout opposée; convaincu de l'influence heureuse que l'équitation peut avoir sur nos organes, je me suis presque exclusivement occupé de suivre son action partout.

Déjà je vous ai montré comment cet exercice devient un tonique très-puissant et très-efficace, qui corrobore leur tissu, donne aux fonctions de la vie plus de perfection, et augmente ou ranime toutes les forces du corps. Il est évident que dans les maladies où il y a relâchement des tissus vivans et inertie des mouvemens organiques, l'exercice du cheval est le seul remède qui puisse être employé avec succès pour redonner de la souplesse et de l'énergie.

Or combien d'affections morbifiques sont

produites ou entretenues par cette cause ; nous allons passer en revue toutes celles pour lesquelles on peut ordonner l'équitation avec plus ou moins de chances de guérison.

Empressons-nous de déclarer qu'en général l'exercice du cheval ne peut pas servir dans le traitement des maladies aiguës , quand bien même la débilité actuelle des organes ferait désirer son influence fortifiante; car il est essentiel de ne pas se laisser tromper dans ce cas par la bénignité dés symptômes de l'affection sous l'influence de laquelle on se trouve. Si alors on se laisse entraîner par son goût pour l'équitation; si, abusé sur ses résultats, on s'imagine en tirer quelque avantage, on se trompe grossièrement et l'on s'expose : employée intempestivement, elle peut, dans certaines circonstances, aggraver la maladie. Il est tout simple que pour jouir des bienfaits de l'équitation, la première condition est de pouvoir se tenir à cheval et d'en supporter les mouvemens.

Or, dans les maladies aiguës l'exercice des

forces musculaires étant ordinairement en-
travé, une demi-station est impossible ou au
moins ne saurait durer long-temps. Alors il est
facile de comprendre que l'exercice du cheval
ne doit pas être employé dans le cours de ces
maladies. Aussi ne parlerai-je que de celles où
il peut être appelé efficacement au secours de
la médecine.

Dans les convalescences des fièvres essen-
tielles, quel que soit l'ordre auquel elles ont
appartenu, l'équitation est le seul moyen sûr
qui reste de ressusciter dans tous les organes
leur énergie perdue, de rétablir l'intégrité de
toutes les fonctions assimilatrices, d'augmenter
l'appétit et de rendre promptement à tout le
système vivant la vigueur qui lui est naturelle.
J'ai toujours reconnu que dans ces cas les
forces reviennent comme par enchantement,
même lorsqu'on a déjà essayé, mais inutilement, d'autres secours thérapeutiques.

Pour opérer la guérison des fièvres intermittentes rebelles, l'exercice du cheval pris entre les accès devient un auxiliaire puissant des

autres remèdes que l'on applique. Mais alors il faut veiller avec soin à ce que le malade ne monte à cheval que deux heures avant les accès. On pourra, par exemple, prolonger le temps de l'exercice à mesure que les accès diminueront. Pris trop tôt avant l'accès, les successions qu'il ferait éprouver à tout le corps retentiraient principalement dans la partie enflammée, produiraient des dévulsions fâcheuses et augmenteraient les douleurs, en ajoutant à l'intensité du travail inflammatoire. Le surcroit de ton que l'exercice du cheval communique au système animal entier donnerait de nouvelles forces à la fièvre et exaspérerait tous les accidens morbifiques, accidens qu'il faut surtout éviter lorsque le but unique du médecin est de faire concourir cet exercice au traitement de ces maladies.

Il en est de même pour les phlegmasies chroniques : les ébranlemens mécaniques que recevrait l'organe malade tendraient à développer sés propriétés vitales et à accroître l'énergie de l'inflammation latente. Il est vrai d'ajouter

qu'alors l'action de l'équitation sur la partie at-
teinte d'inflammation est seule nuisible; son influence sur les autres organes ne pourrait avoir
aucun danger.

Dans les phlegmasies chroniques si fréquentes dans le système pulmonaire, l'exercice
du cheval mal dirigé augmenterait encore
l'intensité du mal; il vaut donc mieux le pros-
crire; car une mauvaise direction donne une
oppression pénible et excite une toux plus
forte et plus fréquente.

Il est important de distinguer avec soin ces
phlegmasies des toux chroniques et des affections catarrhales qui tiennent à un relâchement de la membrane bronchiale, accompagné
d'une expectoration très abondante de ma-
tières muqueuses; car c'est surtout dans ces
affections que l'exercice du cheval répété tous
les jours procure un bien extraordinaire, surtout lorsqu'on fait prendre l'exercice régulièrement et sur des chevaux limousins, arabes, etc.

Sydenham avait placé une grande confiance

dans l'exercice du cheval appliqué au traitement de la phthisie.

Thompson recommande aussi ce moyen
dans les affections de poitrine qui commencent;
il prétend que l'exercice du cheval pris tous
les jours par les personnes menacées de ces
maladies est pour elles un remède salutaire
qui en prévient le développement funeste;
l'équitation en fortifiant l'appareil des poumons prévient ou du moins retarde leur dé-
claration. Plus tard, lorsque la maladie est décla-
rée, employée concurremment avec les autres
secours thérapeutiques, elle est encore le meilleur moyen de ralentir sa marche.

L'exercice du cheval est aussi un remède
très efficace contre les diarrhées qui dépendent
d'un état d'atonie du canal alimentaire; il
donne de la force au tégument des organes
digestifs, facilite les digestions, corrige la dys-
pepsie, l'inappétence, etc. Ce moyen est de plus
un excellent stomachique qui détruit en peu
de temps cette faiblesse des organes, suite nécessaire de ces sortes d'indispositions. Celse,

dans ses ouvrages, donne les plus grands éloges à l'exercice du cheval ordonné dans cette
circonstance.

J'ai eu occasion de remarquer bien des fois
que l'exercice du cheval. dont on usait avec
modération accélérait la guérison des affections chroniques de l'estomac, du foie, de la
rate et du pancréas, telles que gastrite, hépa-
tite, splénite, etc.

Dans la longue série des maladies nerveuses
l'exercice du cheval montre encore son influence fortifiante. Il est d'un secours très utile
et très puissant; il donne du ton à tout le
corps et principalement au système nerveux.
Or ce premier effet corrige la trop grande
mobilité des nerfs qui deviennent d'une exces-
sive susceptibilité, prévient leurs mouvemens
désordonnés et amène en un mot la cessation
des accidens. Pour ces maladies l'usage des
chevaux arabes ou limousins est indispensable; c'est le seul qui procure une amélioration subite dont on peut suivre les rapides
progrès.

La réaction qui résultera de l'exercice du cheval pourra souvent, chez les femmes chlorotiques, sans autre secours emprunté à la matière médicale, rétablir entre l'estomac et l'utérus l'équilibre rompu par cette maladie. On obtiendra les mêmes résultats heureux pour les personnes affectées de scrofules et de scorbuts.

Toutes les fonctions chez ces malades se trouvant, par suite de l'équitation, vigoureusement stimulées, nous verrons ceux-ci en bien peu de temps retirer un bien-être sensible de cet exercice que nous serions tenté de considérer, surtout dans cette maladie, comme un remède infaillible, comme un véritable spécifique souverain.

On regarde l'exercice du cheval comme un remède prophylactique de l'aliénation mentale. Cette opinion est soutenue par tous les médecins qui ont écrit sur l'équitation. Ils prétendent qu'elle est du plus grand secours, employée dans l'hypocondrie et dans la mélancolie.

Je suis tout-à-fait de l'avis de ces médecins.

On sait que ces maladies demandent de la distraction, de la gaîté. Or, quoi de plus propre à porter dans l'ame des impressions douces, des idées tranquilles et des pensées de bonheur que de se voir monté sur un cheval élégant, souple, fringant! Ajoutez à cela la vue de la campagne et de ses richesses; et cette variété de scènes agréables dont on est entouré; et le plaisir de s'exercer en plein champ, au milieu d'un air vif et pur, dans une atmosphère embaumée de l'odeur bienfaisante des fleurs ou des fruits. A ces joies morales se joignent les influences du bien-être physique. Un changement favorable est produit par les secousses du cheval qui opèrent sur tout le système abdominal; la circulation du sang dans toutes les parties du bas-ventre devient plus libre et plus active, parce que ces mêmes parties acquièrent une plus grande énergie.

Ici je conseillerai toujours de donner aux personnes attaquées d'aliénation, de tristesse, de monomanie, de mélancolie, et de toutes les affections analogues, l'emploi des chevaux espagnols, arabes, etc., qui sont vifs, gais, fringans, je dirai même emportés. Ces chevaux sortiront nécessairement les malades du cercle ordinaire de leurs idées fatales, en les forçant de s'occuper d'eux.

Si, au contraire, aux chevaux arabes ou espagnols on substitue un autre cheval d'une espèce froide, lourde, à l'allure pesante, un cheval normand ou allemand, par exemple, quelle influence exercera-t-il sur le moral du malade?—Aucune, si ce n'est de l'ennuyer. Les chevaux anglais, ayant des allures uniformes, ne sont, par la même raison, d'aucune utilité dans le genre des maladies qui nous occupent. J'insisterai sur ce point qui, sous son apparence minutieuse, cache un moyen d'une rare utilité.

Ramazzini rapporte avoir guéri un écuyer qui après une fièvre aiguë avait un empâtement à la rate et des symptômes d'hydropisie, en lui faisant reprendre son métier.

Hoffmann nous dit avoir vu des effets merveilleux de l'équitation dans le scorbut et dans

la cachexie. Je le crois d'autant mieux que
dans ces affections l'ensemble du système animal reste frappé d'inertie et de débilité. Or,
les secousses de l'équitation ont pour conséquence de réveiller partout les forces toniques,
de rétablir un meilleur mode dans les fonctions
nutritives et de faire disparaître successivement la disposition morbifique du corps.
Aussi voyons-nous les jeunes gens à poitrine
étroite, faibles, maladifs, cacochymes et phthisiques en apparence, se développer avantageusement sous l'influence de l'équitation, et cela
avec une promptitude prodigieuse.

L'exercice du cheval, chez les individus qui
ont une prédisposition à la goutte, fortifie le
système et prévient la pléthore. Dans ce cas,
pour qu'il soit d'un effet certain, il faut en faire
un usage constant et régulier, quoique modéré,
dans les commencemens de la maladie surtout.
Plus tard on sera libre de s'y adonner d'autant
plus facilement que souvent c'est un moyen
excellent de prévenir les attaques de cette maladie.

Aux jeunes personnes dont la menstruation se fait difficilement, l'exercice du cheval peut être conseillé avec beaucoup de succès, parce qu'il active la circulation du sang dans les organes du bas-ventre. Ainsi quelque temps de petit galop tous les jours pendant une heure, aux époques critiques, sera, comme nous l'avons déjà dit dans un autre chapitre, un excellent emménagogue. Ce moyen est déjà employé par la généralité des médecins. Je le recommande d'une manière toute spéciale aux femmes, chez lesquelles la menstruation est, sinon difficile, du moins irrégulière.

Thompson recommande l'exercice du cheval dans les migraines. Il dit que la constitution ayant besoin d'être rendue plus forte par un exercice en plein champ, l'équitation est, de tous les remèdes toniques, le meilleur qu'on puisse employer pour détruire cette affection. Effectivement, la migraine est une maladie très-rare chez les cavaliers.

Dans toutes les maladies de long cours, l'exercice du cheval doit être répété matin et soir, autant que possible, mais au moins une fois par jour, car il faut que les changemens organiques qu'il détermine soient durables et permanens. C'est pourquoi la cause qui les produit a besoin d'être sans cesse en action, car tantôt ce n'est qu'après un temps assez long que l'on peut apercevoir les bons effets de l'équitation, et tantôt ces effets sont immédiats.

VIII

DES

DIFFÉRENTES ALLURES

DU CHEVAL.

Nous classons en six espèces différentes les allures du cheval : trois qui lui sont naturelles, trois qui lui sont imposées par le caprice ou la mode : les premières sont le *pas*, le *trot* et le *galop ordinaire;* les trois autres sont le *petit galop* ou *galop de chasse*, le *galop de course* ou *ventre-à-terre*, et enfin le *traquenard*.

Il est bien essentiel de se pénétrer de cette classification, afin de ne pas les confondre dans l'application qu'on devra faire de chacune d'elles; car si, dans un cas maladif, telle allure convient, elle est nuisible dans un autre. On ne peut donc pas trop se familiariser avec ces différentes allures, afin de les appliquer utilement et efficacement.

Les Anciens, simples comme on l'était aux temps primitifs, ne connaissaient que les allures naturelles au cheval; aussi ne faudrait-il pas remonter bien haut pour trouver l'époque qui donna naissance aux trois autres : deux nous viennent d'Angleterre, le *galop de chasse* et le *galop de course;* le *traquenard* est d'origine française. Cette dernière allure du cheval est, de toutes, celle dont on retire le plus d'avantages, sous le rapport médical, en ce qu'elle est fort rapide, et peu ou point fatigante.

Nous allons, dans des articles particuliers, examiner brièvement chacune de ces allures, et nous ferons ressortir la différence qui existe dans l'emploi qu'on en peut faire. Nous établirons également à quelle race de chevaux est plus propre certaine allure que certaine autre.

DU PAS.

Le pas est, nous l'avons dit, une des allures naturelles au cheval; cette allure doit être choisie, de préférence à toute autre, dans certaines maladies, parce qu'elle est la plus douce et la moins pénible, et que dans aucun cas elle n'occasione des secousses nuisibles à la santé.

Les chevaux anglais, hanovriens et irlandais, qui ont le pas très allongé et fort agréable, doivent nécessairement être choisis de préférence. Les chevaux arabes, limousins, andalous et navarins, l'ont, au contraire, trop relevé, et conviennent moins alors à ceux qui, pour l'amélioration de leur santé, ont recours à l'équitation.

Nous ferons observer de même que les chevaux attelés habituellement ne conviennent point, parce que, se servant de leurs épaules pour la progression, leur allure est heurtée, fatigante, et par conséquent nuisible.

DU TROT.

Le trot est également une allure naturelle au cheval; quoique cette allure soit, de toutes, la plus nuisible, parce qu'elle secoue le corps trop rudement, elle est cependant la plus usitée.

Aussi voyons-nous en Angleterre, où les chevaux ont le trot extrêmement dur, les cavaliers adopter une manière particulière de monter, manière que nous appelons *à l'anglaise*, et qui consiste à briser chaque heurt du cheval par un mouvement alternatif de flexion et de rectitude.

Cette façon de monter diminue sensiblement les secousses désagréables qu'on éprouve par cette autre manière dite *à la française,* qui souvent produit, comme nous le dirons plus loin, des affections thoraciques, des hernies, etc.; nous avons souvent été à même de nous convaincre que la plupart de ces maladies étaient occasionées par cette façon de monter.

Les chevaux anglais et normands sont ceux qui ont cette allure la plus fatigante. Les chevaux arabes, limousins, andalous, au contraire, l'ont très douce, et doivent être préférés aux autres.

DU GALOP ORDINAIRE.

Le galop ordinaire est, de toutes les allures naturelles au cheval, la plus élevée et la plus rapide.

Il peut résulter, de cette allure, de graves inconvéniens pour la santé, notamment une gêne considérable de la respiration.

C'est une allure, du reste, fort peu employée par les cavaliers, et qui, dans aucun cas, ne peut améliorer une santé faible et débile.

Les chevaux anglais et arabes sont ceux qui déploient le plus de vitesse dans cette allure; après eux, viennent les chevaux limousins, andalous et allemands. Mais, nous le répétons, ce train ne doit être employé dans aucun cas de maladie.

DU PETIT GALOP

ou

GALOP DE CHASSE.

Le petit galop ou galop de chasse pourrait également recevoir une troisième dénomination, et s'appeler *allure des dames ;* car, de toutes les allures du cheval, elle est la plus agréable, la plus *fashion.*

Si, dans la grande majorité des cas où l'on a recours à l'exercice équestre, cette allure doit être préférée à toute autre, toujours est-il à remarquer qu'il existe des exceptions, exceptionsdont nous avons eu occasion de parler.

Il est bien, de même, pour obtenir toute l'efficacité du traitement, de ne pas se servir du premier cheval que l'on rencontre; il y a un choix à faire : ainsi, les chevaux anglais sont trop pétulans, et doivent être défendus, surtout aux femmes d'un tempérament lymphatique, ou atteintes d'affections nerveuses.

Les chevaux arabes et limousins, au contraire, par la grace et la souplesse qu'ils déploient dans leurs mouvemens, doivent être préférés à tous les autres ; ils nous semblent réunir toutes les conditions nécessaires pour user efficacement de ce genre d'allure.

Il est également convenable de consulter l'âge du cheval dont on se sert ; il y a même certains cas où cette précaution est indispensable ; car si le cheval que l'on monte est trop vieux, les jambes de devant fléchissent, et alors il n'offre point assez de sûreté à son cavalier ; si, au contraire, il est trop jeune, la plupart du temps il sera indompté et fougueux, et nécessitera, pour le diriger, une main habile et vigoureuse. Pour être sans crainte sur un semblable coursier, il faut un déploiement de force qui, dans bien des circonstances, deviendrait nuisible. Nous dirons donc, qu'en thèse générale, il faut choisir un cheval dressé et d'un âge adulte.

DU GALOP DE COURSE,

ou

VENTRE-A-TERRE.

Si nous parlons ici du galop de course, ou ventre-à-terre, ce n'est certes point parce que cette allure peut être utilement employée comme traitement dans une maladie quelconque; et si, dans un passage précédent, nous interdisons aux malades le galop ordinaire, avec plus de raison encore défendons-nous le galop de course. Nous en parlons ici, parce que nous avons placé cette allure dans la classification que nous avons faite au commencement de ce chapitre.

On voit bien peu de cavaliers courir le *ventre-à-terre*; il n'y a guère que les jockeis qui, dans les courses, s'exposent à une semblable allure, allure extrêmement fatigante et pour le cheval et pour le cavalier; allure également dangereuse et pour l'un et pour l'autre.

DU TRAQUENARD *.

Le traquenard, nous l'avons dit plus haut est une des allures imposées au cheval ; cette allure, si elle n'est point gracieuse, est cependant agréable, et, sans contredit, elle est la plus avantageuse de toutes celles du cheval ; car, indépendamment de la vitesse qu'on obtient, elle est extrêmement douce et n'occasioné aucune secousse ; avantages précieux pour les personnes qui, par goût ou par état, font de longues courses.

Il est, du reste, assez difficile d'imposer cette allure aux chevaux : il faut les y rompre de

* Nous ferons observer qu'il existe, ou plutôt qu'il existait autrefois une allure appelée l'*amble*, et qui se rapproche beaucoup du *traquenard*. Les *haquenées*, que montaient les *grandes dames* des derniers siècles, possédaient cette allure. Il est à regretter que les personnes qui s'occupent de chevaux n'aient pas perpétué cette allure, et qu'elles n'aient pas cherché à la propager ; car elle serait d'un grand secours et d'une utilité incontestable dans les affections de poitrine, l'*amble* étant encore plus doux que le *traquenard*. Mais, nous le répétons, on trouve si peu de chevaux aujourd'hui ayant cette allure, que nous la considérons comme étant tout-à-fait perdue.

bonne heure, et encore on n'en rencontre que peu qui la possèdent parfaitement. Leurs propriétaires sont loin d'être fashionables : ce sont, pour la plupart, des fermiers, des bouchers, des herbagers, des bouviers, etc., etc.; car la plupart de ces chevaux ont les membres peu dégagés; cependant, ils se vendent fort cher, et on n'en rencontre guère que dans la Basse-Normandie.

Si pourtant on arrivait à imposer cette allure à tous les chevaux, on éviterait, en les prévenant, des affections aussi désagréables qu'elles sont dangereuses, telles que les anévrismes, les hernies, etc., etc.; maladies dont le plus souvent on chercherait vainement ailleurs l'origine.

Les personnes attaquées de bronchite, ou de catarrhe pulmonaire, et généralement de toutes les affections de poitrine, retireront des avantages souverains de l'allure du traquenard. Nous pourrions, à l'appui de notre assertion, citer plusieurs guérisons obtenues, mais nous nous contenterons d'une seule.

Un médecin, forcé par sa clientele à faire de longues routes, ne supportait que difficile-ment le train de son cheval, et éprouvait de fréquentes douleurs de poitrine; on lui conseilla d'en monter un ayant l'allure dite *traquenard*; il le fit, et éprouva, dès les premiers jours, une amélioration sensible. Aujourd'hui il parcourt quotidiennement sept ou huit lieues, et non seulement il n'éprouve aucune indisposition, mais encore sa santé s'est de beaucoup améliorée.

TABLE DES MATIÈRES.

I

9 782013 693639